ÉTUDE

SUR

L'ATROPHIE MUSCULAIRE

DANS LA

PARALYSIE GÉNÉRALE DES ALIÉNÉS

PAR

MARCEL GRELLIÈRE

Né à Villeneuve-sur-Lot (Lot-et-Garonne).

Ancien externe des Hôpitaux de Paris, 1872-1875,
Médaille de bronze de l'Assistance publique.

PARIS

IMPRIMERIE DE E. MARTINET

2, RUE MIGNON, 2

1875

ÉTUDE

SUR

L'ATROPHIE MUSCULAIRE

DANS LA

PARALYSIE GÉNÉRALE DES ALIÉNÉS

ÉTUDE

SUR

L'ATROPHIE MUSCULAIRE

DANS LA

PARALYSIE GÉNÉRALE DES ALIÉNÉS

PAR

Marcel GRELLIÈRE

Né à Villeneuve-sur-Lot (Lot-et-Garonne).

Ancien externe des Hôpitaux de Paris, 1872-1875,
Médaille de bronze de l'Assistance publique.

PARIS

IMPRIMERIE DE E. MARTINET

2, RUE MIGNON, 2

1875

ÉTUDE

SUR

L'ATROPHIE MUSCULAIRE

DANS LA

PARALYSIE GÉNÉRALE DES ALIÉNÉS

CHAPITRE PREMIER

IDÉE GÉNÉRALE DES ATROPHIES MUSCULAIRES D'ORIGINE SPINALE

Les travaux de l'École de la Salpêtrière ont mis en lumière l'influence des cellules des cornes antérieures de la moelle sur la nutrition. Dès que les cellules sont altérées on voit survenir des lésions variées que je ne veux pas toutes décrire ici, et parmi lesquelles se range au premier plan l'atrophie musculaire.

Ainsi que M. Charcot l'a parfaitement établi dans ses leçons, les lésions de la substance grise de la moelle, qui ont pour conséquence de déterminer des troubles plus ou moins profonds de la nutrition des muscles, peuvent se diviser en deux groupes.

Dans le premier groupe se trouvent les lésions en

foyer ou diffuses, à marche aiguë ou subaiguë, qui inté-
ressent, dans une grande étendue en hauteur, à la fois la
substance blanche et la substance grise, mais prédominent cependant en général dans celle-ci. Elles sont habi-
tuellement suivies de modifications profondes de la contractilité électrique, et d'une atrophie, à développement
rapide, de la fibre musculaire. Dans ce groupe on compte
la myélite aiguë centrale, l'apoplexie spinale (hémato-
myélie).

Dans le second groupe, les lésions sont limitées, d'une
façon pour ainsi dire systématique, à la substance grise
des cornes antérieures, dont elles envahissent rarement
toute l'étendue; souvent même elles n'affectent qu'un
des groupes de cellules qui se dessinent dans les cornes
antérieures.

Ces lésions portent alors à la fois sur la névroglie et sur
les cellules. La névroglie, dans les points altérés, devient
plus opaque, plus dense; elle est parsemée de nombreux
myélocytes qui indiquent un travail inflammatoire. Mais
les lésions les plus importantes sont sans contredit les
lésions des cellules.

Ces lésions ont été étudiées de la façon la plus complète par MM. L. Clarke, Charcot, Joffroy, etc.

Les cellules s'infiltrent d'abord de pigment qui les
remplit et qui les distend. Ici il convient de rappeler que,
chez les vieillards, les cellules de la substance grise de la
moelle, même à l'état normal, sont plus ou moins pig-
mentées.

Il faut être prévenu de ce fait pour ne pas considérer
comme une lésion ce qui n'est qu'une disposition régulière.

Mais l'accumulation de pigment dans les cellules nerveuses ne suffit pas pour caractériser une lésion pro
fonde de ces organes. Bientôt la cellule diminue de volume, la partie transparente du corps se réduit de plus
en plus; puis les prolongements cellulaires diminuent
insensiblement, finissent par disparaître, et la cellule
prend une forme globuleuse. Les modifications ne s'ar-
rêtent point là; l'atrophie de la cellule augmente encore,
le noyau disparaît presque complétement, et, dans quelques cas, la cellule n'est plus réduite qu'à un petit amas
irrégulier de granulations pigmentaires. Les groupes
cellulaires diminuent d'étendue, et un certain nombre
de cellules paraissent avoir complétement disparu.

L'évolution de ces lésions n'est pas la même dans tous
les cas.

Tantôt elles sont primitives, ne procèdent d'aucune
autre lésion. Alors elles peuvent se produire d'une
façon aiguë, rapide, comme dans la paralysie infantile
spinale. — D'autres fois elles se produisent d'une façon
lente, chronique, comme dans l'atrophie musculaire progressive.

Tantôt elles sont secondaires et sont dues en quelque
sorte à l'irradiation de lésions de la substance blanche
jusqu'aux cornes antérieures.

Les altérations musculaires, subordonnées à ces lésions
cellulaires, varient selon que le processus a été rapide ou
lent. Ainsi elles ne sont pas les mêmes dans la paralysie
infantile et dans l'atrophie musculaire progressive.

Dans la paralysie infantile, les altérations musculaires
doivent être étudiées à deux périodes. Dans la première
période il y a surtout atrophie simple des faisceaux pri-

mitifs sans dégénérescence graisseuse. En même temps d'autres faisceaux, entremêlés aux précédents, renferment en outre, de distance en distance, des amas de noyaux du sarcolemme. On ne trouve que très-peu de faisceaux présentant les caractères de la dégénérescence granulo-graisseuse. En somme les lésions irritatives prédominent sur les lésions passives.

A la seconde période la substitution et la surcharge graisseuse se surajoutent aux lésions signalées plus haut. Des amas de granulations et de gouttelettes graisseuses s'accumulent dans les gaînes du sarcolemme et s'y substituent au faisceau primitif qui disparaît en totalité ou dont on ne retrouve plus que des fragments; d'un autre côté, des cellules adipeuses s'amassent en dehors du sarcolemme, dans les intervalles qui séparent les faisceaux primitifs. Cependant il faut faire remarquer que, si avancée que soit la lésion, on trouve toujours un certain nombre de faisceaux primitifs d'un très-petit diamètre, mais ayant conservé leur striation, et avec quelques gaînes de sarcolemme renfermant des amas de noyaux.

Dans l'autre mode d'évolution des lésions cellulaires, dont on peut prendre pour type l'atrophie musculaire progressive, les altérations musculaires, tout en présentant une assez grande analogie avec les précédentes, en diffèrent cependant sur quelques points.

Ici encore le fait capital c'est une atrophie simple du faisceau musculaire avec conservation de la striation en travers. La dégénérescence granulo-graisseuse des faisceaux musculaires n'est plus qu'un phénomène accessoire, ultérieur. Il y a encore prolifération des noyaux du sarcolemme, mais ce travail de prolifération est généralement moins luxuriant que dans le cas précédent. Quoi qu'il en soit, les fibres disparaissent petit à petit : les unes par atrophie simple et directe, les autres après avoir subi préalablement la dégénérescence granulo-graisseuse. La prédominance des lésions actives sur les lésions passives est ici moins saillante.

Ajoutons enfin que les lésions, soit primitives, soit secondaires, des cellules des cornes antérieures de la moelle, produisent les diverses altérations musculaires qui viennent d'être passées en revue.

Le mécanisme qui relie les premières lésions aux secondes est loin d'être connu.

La théorie des nerfs trophiques de Samuel n'est plus guère admise aujourd'hui, et personne ne les a jamais vus émerger des cornes antérieures de la moelle. L'hypothèse la plus probable est celle qu'adopte M. Charcot : « Je ne vois guère à ce sujet qu'une hypothèse à proposer : C'est que le travail irritatif dont les cellules sont le siége se transmet, par la voie des racines nerveuses et des nerfs centrifuges, jusqu'aux faisceaux musculaires qui, sous cette influence, subissent la lésion trophique. L'atrophie est ici le phénomène primitif ; elle ne s'accompagne pas tout d'abord de paralysie par interruption de l'influx nerveux parce que celui-ci peut se propager longtemps encore par la voie des tubes nerveux, émaciés mais non détruits. »

En effet, à la suite des lésions des cellules nerveuses, les racines antérieures et les nerfs périphériques s'atrophient. On se rappelle que Cruveilhier avait considéré l'atrophie des racines antérieures comme le caractère anatomique de la forme d'atrophie musculaire dont il a, un des premiers, contribué à élucider l'histoire, et qu'il avait pour ainsi dire prévu que cette atrophie serait rattachée quelque jour à une lésion de la substance grise. Un certain nombre de tubes nerveux tombent en dégénérescence granulo-graisseuse, mais la majeure partie des tubes sont intacts ou ne présentent que l'atrophie simple.

Quoi qu'il en soit, si l'on ne sait point encore la relation exacte qui existe entre les lésions des cellules des cornes antérieures de la moelle et les altérations musculaires consécutives, les formes cliniques que revêtent ces dernières sont aujourd'hui admirablement établies.

Grâce aux travaux de MM. Duchenne (de Boulogne), Charcot, Vulpian, Damaschino et Roger, Parrot, Joffroy, etc., c'est là maintenant un des points les mieux élucidés de la pathologie.

Je n'ai pas l'intention de retracer les symptômes si connus de l'atrophie musculaire progressive, de la paralysie infantile, de la paralysie spinale de l'adulte, etc.

Je rappellerai seulement en quelques mots les caractères de ces paralysies musculaires avec atrophie.

L'affection musculaire est bornée aux muscles de la vie animale, et en particulier aux muscles des membres. Le tronc, la tête, ne sont cependant pas épargnés, tant s'en faut; mais les fonctions de la vessie et du rectum sont en général respectées. — Les eschares sont rares. — La sensibilité reste intacte. L'exaltation des propriétés réflexes, les différentes formes de l'épilepsie spinale, la contracture permanente, font défaut.

Pour ce qui est des troubles de la motricité, il faut considérer deux cas.

Dans le premier groupe de faits, l'impuissance motrice débute, la structure musculaire ne s'altère que secondairement.

Dans un second groupe, l'impuissance motrice est consécutive aux altérations musculaires, et semble être en quelque sorte proportionnelle au degré de l'atrophie subie par les muscles.

Les phénomènes électriques ne présentent pas non plus toujours les mêmes particularités.

Dans le groupe qui a pour type la paralysie infantile, il y a prompte diminution et même abolition apparente de la contractilité faradique dans un certain nombre de muscles frappés de paralysie. Dans le groupe qui a pour type l'atrophie musculaire progressive, le muscle, même quand il est parvenu à un degré avancé d'atrophie, conserve sa contractilité faradique normale. La diminution ou l'abolition de cette contractilité ne se manifestent que dans les phases ultimes, alors que l'atrophie est portée à son comble.

L'histoire des atrophies musculaires par altérations consécutives des cellules des cornes antérieures de la moelle constitue un des chapitres les plus intéressants de la pathologie du système nerveux. C'est déjà un chapitre avancé.

Une des premières observations est de M. Pierret. Cet habile anatomo-pathologiste observa dans le service de M. Charcot une ataxique chez laquelle survinrent des symptômes d'une atrophie musculaire notable.

A l'autopsie, M. Pierret reconnut par un examen microscopique attentif que la sclérose des cordons postérieurs s'était propagée en avant jusqu'aux cornes antérieures et y avait déterminé des altérations des cellules nerveuves : d'où l'atrophie observée (*Archives de physiologie*, 1870).

Aujourd'hui l'atrophie musculaire consécutive à l'ataxie est bien mieux connue. Il en est de même pour l'atrophie musculaire consécutive à la sclérose latérale soit protopathique, soit deutéropathique. La sclérose amyotrophique décrite par MM. Charcot et Gombault a aussi sa place très-distincte dans le cadre nosologique. On peut en un mot résumer les principales particularités qu'offrent les atrophies spinales deutéropathiques en disant qu'on peut les ranger, à tous égards, dans le groupe qui a pour type l'atrophie musculaire progressive.

J'ai l'intention de réunir ici les quelques documents qu'on possède aujourd'hui sur une amyotrophie spinale deutéropathique encore peu étudiée : je veux parler de l'atrophie musculaire de cause nerveuse qu'on observe parfois dans le cours de la paralysie générale des aliénés.

Mais avant d'aller plus loin il faut rappeler que les considérations anatomo-pathologiques précédentes s'appliquent de tout point au *bulbe*, qui, selon l'expression de Stilling, n'est qu'un tronçon de moelle étalée. On peut donc y trouver des altérations primitives ou secondaires, aiguës ou chroniques des noyaux des nerfs bulbaires, qui représentent ici les cornes antérieures de la moelle. Les conséquences anatomo-pathologiques et cliniques seront aussi de même ordre, et l'on pourra placer en face des différentes variétés de l'atrophie musculaire progressive, les différentes formes de la paralysie labioglossolaryngée, qu'on pourrait appeler l'atrophie musculaire bulbaire.

CHAPITRE II

C'est à Bayle et à M. Calmeil que revient l'honneur, par leurs études anatomo-pathologiques, d'avoir isolé nettement la paralysie générale des autres affections mentales avec lesquelles elle avait été longtemps confondue.

M. Calmeil surtout, par les seuls examens macroscopiques, démontra qu'il s'agissait là d'une inflammation chronique des méninges et de la partie corticale de l'encéphale.

Aussi donna-t-il à la maladie le nom de méningo-encéphalite diffuse. Mais, sans le secours du microscope, ces recherches ne pouvaient être qu'approximatives, et ce n'est que dans ces derniers temps qu'une lumière suffisante a été projetée sur les détails si complexes de l'étude anatomo-pathologique de l'affection.

Nous allons résumer, aussi brièvement que possible, les altérations que présente l'encéphale des paralytiques généraux.

Les lésions visibles à l'œil nu sont, comme nous l'avons

déjà dit, parfaitement connues depuis les travaux de
M. Calmeil. Elles sont des plus faciles à reconnaître.

La pie-mère est plus ou moins épaissie, quelquefois
même complétement transformée en tissu fibroïde, principalement sur les lobes frontaux; de riches arborisations
capillaires s'y dessinent, et çà et là envahissent presque
complétement la trame de la méninge épaissie. Un des
caractères macroscopiques les plus importants et signalé
pour la première fois par M. Calmeil, c'est l'adhérence
intime de cette pie-mère au tissu cérébral sous-jacent.
Il est impossible d'enlever la moindre parcelle de cette
membrane sans entraîner avec elle le tissu de la circonvolution sous-jacente.

Mais ces données, qui suffisent dans la majorité des
cas pour permettre le diagnostic anatomo-pathologique,
sont incapables de rendre compte de plus d'une par-
ticularité importante que présente l'histoire de la paralysie générale. Des investigations anatomiques plus in-
times étaient nécessaires.

Grâce aux travaux de MM. Magnan, Westphall, Meynert, Lubimoff, Mierzejewski, etc., d'importantes données
ont été fournies à l'étude de la paralysie générale des
aliénés.

Ce qu'on sait très-bien aujourd'hui, c'est que l'altération des couches corticales du cerveau est plus intense
qu'on ne le supposerait à première vue, et que souvent
les lésions dépassent les points où on les croyait canton-
nées pour s'étendre à d'autres portions de l'encéphale, et
même parfois se généraliser à l'axe cérébro-spinal tout
entier.

A ne s'en tenir qu'aux lésions des circonvolutions, il

faut savoir qu'elles frappent à la fois les trois grands groupes d'éléments que celles-ci renferment, c'est-à-dire : les vaisseaux, les éléments nerveux et la trame conjonctive.

L'altération des vaisseaux est la plus constante ; elle se présente la première et précède les lésions plus profondes de la substance nerveuse. Dans un premier degré, on distingue surtout l'augmentation du nombre des noyaux sur les parois des capillaires et l'extravasation d'éléments lymphatiques plus ou moins nombreux dans la gaîne lymphatique des vaisseaux. Plus tard, ce sont de véritables anévrysmes miliaires, des épanchements sanguins avec rupture des parois capillaires, un épaississement des capillaires et des vaisseaux d'un plus petit calibre avec l'aspect vitreux homogène de leurs parois ; enfin la dégénérescence graisseuse des parois des vaisseaux.

Les altérations des éléments nerveux n'ont été bien étudiées que dans ces dernières années. Les divers observateurs ne sont point encore complétement d'accord, mais ce qui paraît bien démontré, c'est que ces lésions sont des plus profondes. Voici les principaux résultats auxquels sont parvenus les anatomo-pathologistes qui se sont occupés le plus de la question.

Tigges a trouvé dans les cerveaux des paralytiques un processus de prolifération des cellules ganglionnaires très-actif, et surtout une prolifération des noyaux dans ces cellules.

Meynert confirma ces résultats qu'admit également Hoffmann de Meeremberg.

Mesched a décrit les différentes phases de détritus moléculaire du protoplasma des cellules nerveuses chez les paralytiques généraux.

Le processus commence par l'imbibition congestive et le gonflement parenchymateux des cellules, et finit par leur dégénérescence pigmento-graisseuse, principalement dans les cellules de la couche médiane de substance grise.

Dans un travail plus récent (*Journal de psychiatrie*, 1868), Meynert a repris à nouveau l'analyse de ces lésions, et voici en résumé les modifications qu'il admet :

1° La transformation vasculaire du noyau.

2° La division nucléaire simple ou multiple.

3° Le gonflement hydropique de la cellule ganglionnaire, qui se démontre par l'agrandissement de son volume, par son aspect hyalin et les contours noirs du noyau dans l'intérieur du protoplasma.

4° La sclérose ou le gonflement sclérotique des cellules ganglionnaires. Les cellules gonflées sont entourées d'un bord noir qui paraît plus prononcé d'un côté que de l'autre. Le protoplasma des cellules, considérablement augmenté, est devenu homogène et réfracte fortement la lumière ; toute la cellule présente des contours très-accusés, qui sont quelquefois anguleux ou dentelés ; les prolongements des cellules sont renflés en massue et paraissent plus nombreux. Le noyau n'est plus visible.

5° La destruction moléculaire du protoplasma. Le protoplasma est trouble, rempli en partie de grains de différents volumes, qui réfractent fortement la lumière, et en partie d'une masse moléculaire ; le protoplasma est très-souvent séparé du noyau par une ceinture hyaline ; les contours du protoplasma ont l'aspect d'un détritus informe, qui entoure imparfaitement le noyau gonflé en forme de ballon.

6° Le ratatinement des cellules ganglionnaires de la substance grise des hémisphères est accompagné de l'amoindrissement du volume des cellules ; ces cellules sont opalescentes, mais la forme physiologique du noyau reste intacte.

Un des élèves les plus distingués de Meynert, le docteur Lubimoff, a pleinement confirmé les résultats avancés par Meynert.

C'est le docteur Magnan qui a attiré le premier l'attention sur les altérations du tissu interstitiel du cérveau dans la paralysie générale ; il nomme le processus pathologique propre à cette affection *inflammation interstitielle diffuse du cerveau*. Mais ces lésions du tissu interstitiel ont été étudiées en détail, surtout par MM. Meynert, Lubimoff et Mierzejewski. Ces lésions présentent trois stades.

Dans le premier stade, on voit, sur la surface fraîche ou durcie des circonvolutions cérébrales, une augmentation très-considérable de la quantité des noyaux du tissu interstitiel.

Dans le second stade, sur les coupes durcies de la substance blanche des circonvolutions, on voit toute la substance cérébrale envahie par des îlots de grands morceaux d'une substance amorphe, homogène, opaque.

Cette substance, qui atteint le volume de $0^{mm},040$ à $0^{mm},060$ en longueur et largeur, a une forme irrégulière, une surface inégale, présentant plusieurs vacuoles, et des contours peu prononcés ; elle se colore fortement par le carmin. Ce sont justement ces mêmes éléments, qui ont été décrits par les auteurs depuis Golgi, sous le nom de *cellules plasmatiques araignées.*

M. Mierzejewski, qui a étudié ce point avec le plus grand soin, conclut que les éléments-araignées observés chez les paralytiques ne sont pas le produit de la prolifération de cellules-araignées préexistantes ; mais que ce sont des éléments composés de noyaux conjonctifs soudés ou fusionnés entre eux et de fibrine coagulée.

Dans le troisième stade du processus pathologique, on peut rencontrer des parties du cerveau où l'atrophie des noyaux du tissu interstitiel est prononcée au plus haut degré.

On le voit donc, tous les éléments de la circonvolution sont altérés. Les altérations des vaisseaux, des éléments nerveux et du tissu interstitiel indiquent un processus irritatif, qui aboutit à l'égard des cellules ganglionnaires à un travail de destruction : les lésions actives déterminent des lésions passives. Et, pour le dire tout de suite, il y a une très-grande analogie entre cette destruction des cellules nerveuses entraînée par un travail irritatif voisin, et ces altérations des grosses cellules des cornes antérieures de la moelle, qui suivent quelquefois, comme il a été indiqué plus haut, l'inflammation du réticulum de la moelle. Ce qu'il nous importe surtout d'établir ici, c'est que, dans la paralysie générale, les lésions ne frappent pas seulement la partie grise des circonvolutions, et, comme on l'a vu plus haut, leur partie blanche, mais qu'elles peuvent encore s'étendre à d'autres régions de l'encéphale et de tout l'axe cérébro-spinal, le bulbe, par exemple, et la moelle.

Depuis longtemps déjà, Joire, Baillarger, ont étudié les altérations de l'épendyme au niveau du quatrième ventricule.

MM. Magnan et Mierzejewski y sont revenus en 1873 dans un mémoire publié dans les *Archives de physiologie*. Ils ont étudié en détail le processus irritatif que subit l'épendyme au niveau du quatrième ventricule, et ils ont vu que les granulations inflammatoires pouvaient s'étendre sur la surface postérieure de la moelle allongée correspondant au faisceau grêle et cunéiforme. Il n'est pas douteux que les lésions ne puissent se produire aussi dans l'intimité de la protubérance et de la bulbe. Il est en effet très-probable que certains troubles de la phonation, de la déglutition et de la respiration tiennent à des modifications survenues dans les parties constitutives de la protubérance et du bulbe, surtout dans leurs noyaux. Ainsi, il est difficile d'admettre que les troubles parfois si accusés de la parole que présentent certains paralytiques généraux ne soient pas dans un certain rapport avec les altérations des noyaux de l'hypoglosse. Il faut dire que l'état du bulbe a été peu étudié dans la paralysie générale.

Dans une note annexée à la thèse de Déchery, M. Michaud, alors interne du professeur Charcot, déclare avoir recherché dans plusieurs cas l'état du bulbe dans la paralysie générale, et n'y avoir point trouvé d'altération bien nette, soit de la substance blanche, soit des noyaux gris. Nous la reproduisons ici :

Note sur l'état anatomique du bulbe rachidien dans la paralysie générale progressive.

Les troubles de la parole et de la déglutition que l'on observe chez les paralytiques généraux offrent, au moins dans certains cas, une grande analogie avec quelques-uns des symptômes de la paralysie labioglossolaryngée. Cette analogie est parfois si frappante qu'on est conduit à se demander s'il n'y aurait pas une véritable paralysie labioglossolaryngée dans la paralysie générale, et si la première de ces maladies ne serait pas un des traits du tableau si complet et si étendu de la seconde.

La question, envisagée au point de vue purement clinique, pourrait être résolue affirmativement ; on trouve en effet dans la paralysie générale, sauf de légères différences, la plupart des signes dont l'ensemble constitue la forme clinique désignée sous le nom de paralysie glosso-laryngée, troubles de la parole, depuis le simple embarras, jusqu'à l'abolition complète, tremblement de la langue et des lèvres, gêne de la déglutition, etc. Mais si l'on se place au point de vue anatomique, on sera conduit à une conclusion toute différente.

En effet, la paralysie labioglossolaryngée, au point de vue de l'anatomie pathologique, est une affection qui frappe primitivement les noyaux du bulbe, et secondairement les muscles qui reçoivent leur innervation de ces noyaux. La paralysie générale nous offre-t-elle quelque chose d'analogue ?

Nous avons plusieurs fois examiné des bulbes de paralytiques généraux, et sur des coupes multipliées nous avons toujours constaté l'intégrité à peu près complète des amas bulbaires de substance grise. Les noyaux de l'hypoglosse, en particulier, conservent toutes leurs cellules ; quelques-unes peut-être de ces cellules sont un peu moins grandes et ont des prolongements moins développés qu'à l'état normal ; mais de là à l'atrophie de ces mêmes noyaux, telle qu'elle a été constatée par MM. Charcot et Joffroy dans la paralysie labioglosso-laryngée, il y a loin.

D'un autre côté, si nous avons trouvé dans la langue des paralytiques généraux quelques fibres granuleuses ou atrophiées, nous avons constaté que la majorité était parfaitement normale; il en est de même des muscles du larynx. Ces lésions peu prononcées s'expliquent suffisamment par l'altération générale que subit la nutrition chez les aliénés paralytiques.

L'état anatomo-pathologique du bulbe, sauf, bien entendu, les complications, ne rend pas un compte suffisant des symptômes glosso-laryngés de la paralysie générale.

On arrive donc, par exclusion, à chercher plus haut le point de départ de ces symptômes, et à les rapporter à une altération du cerveau proprement dit : or, cette altération est réelle et constante. Sans parler des cas où l'on trouve une périencéphalite diffuse, nous pouvons affirmer que, dans les cas assez nombreux où l'examen à l'œil nu le plus minutieux ne fait pas constater la plus légère adhérence de la pie-mère à la substance grise, il existe néanmoins une lésion de cette substance grise. L'examen microscopique de coupes minces, colorées par le carmin, permet d'étudier cette lésion, que nous ne faisons que signaler ici, et qui consiste essentiellement dans l'atrophie et la disparition des grandes cellules multipolaires des circonvolutions.

Concluons donc : L'anatomie pathologique, en nous montrant d'une part une intégrité à peu près complète du bulbe, d'autre part, une altération de la substance grise du cerveau, nous amène naturellement à penser que les troubles de la parole et de la déglutition dans la paralysie générale ne sont pas d'origine bulbaire, mais bien d'origine cérébrale. Pour ce qui est de la parole, par exemple, elle est embarrassée et quelquefois même abolie, non parce que le bulbe malade ne se prête plus à la formation et à la combinaison des mouvements qui concourent au langage articulé, mais parce que les phénomènes cérébraux qui consistent dans la conception des idées et dans le choix des mots appropriés ne s'exécutent plus ou s'exécutent mal.

L'observation clinique très-attentive confirme d'ailleurs cette conclusion, en nous montrant que quelques-uns de ces symptômes se présentent dans une de ces maladies avec certaines particularités que l'on ne retrouve pas dans l'autre. (Michaud, *in* Déchery, thèse de doctorat. Paris, 1870.)

Dans leur mémoire, MM. Voisin et Hanot disent : « Dans trois cas où la gêne de la prononciation était considérable, nous n'avons pu trouver d'altération du noyau de l'hypoglosse. Dans l'observation présente il y a, en même temps que des lésions de l'hypoglosse, une altération granulo-graisseuse des fibres de la langue. » Mais, encore une fois, les documents manquent sur ce point qui appelle d'autres recherches. Nous ferons les mêmes remarques à propos des troubles si particuliers de la respiration qui se présentent parfois dans la paralysie générale. Il n'est pas rare, en effet, de voir un paralytique atteint d'une dyspnée intense continuelle avec des exacerbations plus ou moins violentes, plus ou moins nombreuses. Ainsi, au commencement de cette année, il y avait, dans le service de M. le professeur Vulpian, à la Pitié, un paralytique général chez lequel ces accidents dyspnéiques étaient des plus nets, et ne pouvaient d'ailleurs être rattachés à aucun état morbide du cœur ou des poumons. Les faits du même genre ne sont pas très-rares dans les hospices d'aliénés. Là encore on a beaucoup de peine à repousser l'idée d'altération des noyaux du pneumogastrique déterminant la dyspnée dont il s'agit, comme dans certains cas de paralysie labioglossolaryngée. La syncope à laquelle succombent quelquefois des paralytiques généraux rentre très-probablement dans les faits du même ordre. Malgré l'insuffisance des travaux sur l'anatomie pathologique du bulbe dans la paralysie

générale, les quelques indications que nous venons de
donner suffisent, ce nous semble, pour faire admettre
que cet organe ne reste pas toujours indemne, et qu'il
peut à son tour être enveloppé dans le processus morbide. Si l'histoire de la paralysie générale à forme bulbaire est loin d'être faite, il n'en est plus de même pour
ce qui concerne la paralysie générale à forme spinale.
Souvent, en effet, la moelle est altérée dans la paralysie
générale.

C'est M. Westphal qui, un des premiers, a indiqué
des lésions très-accusées de la moelle dans la paralysie
générale. Il a montré qu'on y trouvait une sclérose plus
ou moins développée des cordons latéraux, entraînant là,
comme toujours, une parésie des membres, surtout des
membres inférieurs, marquée par une contracture plus
ou moins intense des muscles. Il semblerait que la lésion
cérébrale a déterminé de chaque côté une sorte de sclérose latérale descendante. Toutefois il faut faire remarquer que cette sclérose ne s'observe point, dans les observations de M. Westphal, au niveau du bulbe, et que,
d'autre part, l'altération des cordons latéraux paraît dé-
buter en même temps que la lésion cérébrale ou même
la précéder.

La sclérose latérale ne constitue pas la seule lésion de
la moelle qui puisse se produire dans le cours de la paralysie générale. On peut y trouver aussi la sclérose des
cordons postérieurs, entraînant avec elle les symptômes
ordinaires de l'ataxie locomotrice. C'est surtout à
MM. Baillarger, Falret, Magnan, qu'on est redevable de
la connaissance de l'ataxie locomotrice-dans ses rapports
avec la paralysie générale. L'évolution réciproque des

deux processus n'est pas toujours le même. Il peut se faire que le malade ne présente, pendant un temps plus ou moins long, que les symptômes de l'ataxie locomotrice, et ce ne sera que plus tard qu'éclateront les signes incontestables de la paralysie générale. Toutefois il est une réserve à faire ici. Il n'est pas absolument démontré que, pendant la période où l'atrophie semble seule exister, le cerveau ne soit pas déjà plus ou moins atteint. On peut remarquer, en effet, dans bon nombre des observations de ce genre, que les malades présentaient déjà des troubles intellectuels qui, pour n'être pas aussi intenses qu'à la période confirmée dans la paralysie générale, sont loin cependant d'être sans importance. Quoi qu'il en soit, il est bien démontré que, dans la paralysie générale, les cordons postérieurs de la moelle peuvent être sclérosés, que cette sclérose peut anticiper sur les lésions cérébrales, ou tout au moins, ce qui est plus probable, être déjà très-accentuée, alors que les lésions cérébrales se manifestent à peine. D'autres fois, l'ataxie locomotrice n'apparaît que lorsque la paralysie générale est déjà indéniable. Et, pour le dire en passant, il n'est pas toujours très-facile de reconnaître cette complication. On sait, en effet, que les paralytiques généraux présentent souvent, assez rapidement, des troubles de la locomotion consistant généralement en un affaiblissement des membres inférieurs, et qui peuvent être dus aux altérations des circonvolutions. Si l'ataxie ne se produit qu'à une période où la parésie des membres inférieurs sera telle que les malades ne quitteront plus la position assise ou couchée, on conçoit aisément que les phénomènes de l'incoordination du mouvement pourront passer inaperçus. Si, au contraire, l'ataxie locomotrice survient dès le début, alors que l'incértitude de la marche était à peine notable, le diagnostic doit être très-facile.

On voit, par ce qui précède, que la paralysie générale n'atteint pas seulement le cerveau et le bulbe, mais qu'elle s'étend souvent à la moelle elle-même. C'est donc, au premier chef, et bien plus encore qu'on avait dit d'abord, une maladie à lésions diffuses et qui peuvent, à un moment donné, envahir la presque totalité de l'axe cérébro-spinal.

Une question se pose maintenant : les lésions médullaires de la paralysie générale ne portent-elles que sur la substance blanche, ou bien peuvent-elles atteindre aussi, comme dans l'écorce cérébrale, la substance grise et, en particulier, les grosses cellules des cornes antérieures de la moelle, qui ressemblent tant, comme Betz l'a démontré, aux grandes cellules des circonvolutions cérébrales?

Nous allons démontrer dans le chapitre suivant que les cellules des cornes antérieures de la moelle ne trouvent pas toujours grâce devant le processus de la paralysie générale, qu'elles aussi peuvent s'altérer, déterminant alors des phénomènes cliniques de l'atrophie musculaire.

CHAPITRE III

DE L'ATROPHIE MUSCULAIRE DANS LA PARALYSIE GÉNÉRALE

L'attention des auteurs qui se sont occupés de la paralysie générale ne semble pas avoir été beaucoup attirée par les troubles trophiques musculaires qui peuvent se produire dans le cours de la périencéphalite diffuse. De fait, il ne semble pas que ce soit là une complication bien fréquente de cette affection à manifestations d'ailleurs si variées.

Cependant, comme on va le voir, elle n'y fait point complétement défaut.

Ordinairement, ainsi qu'Esquirol et Georget, les premiers, l'ont fait remarquer, la paralysie générale semble compatible, pendant un temps plus ou moins long, avec l'intégrité de la nutrition. Des malades restent quelquefois pendant un an, deux ans, et même davantage, la face pleine, les masses musculaires des membres et du tronc fermes et développées ; puis, s'ils ne sont pas enlevés par quelque accident intercurrent, on les voit, surtout dès que la gêne croissante de la locomotion les rive à leur lit, s'amaigrir insensiblement, et arriver parfois jusqu'au plus profond marasme, avec eschare au cou, au sacrum, etc.; ils succombent alors le plus souvent à la fièvre hectique.

Ce n'est pas de cette période cachectiqne que nous voulons parler ici; les troubles trophiques que nous voulons signaler ont différé de ceux qui surviennent dans cette période terminale. Ils ont reproduit de tout point les troubles trophiques musculaires qui surviennent à la suite des lésions des cornes antérieures de la moelle.

La première observation importante sur ce point est due à M. Ball, alors interne de M. Moreau (de Tours) à l'hospice de Bicêtre. On la trouve consignée dans l'*Union médicale*, 1856.

OBSERVATION PREMIÈRE

*Cas remarquable d'atrophie musculaire progressive, compliquée
de démence.*

Un fait remarquable, que nous croyons unique dans la science, vient de se produire dans le service de M. Moreau.

Depuis que les travaux de M. Cruveilhier ont attiré sur l'atrophie musculaire progressive une attention toute spéciale, on s'était accoutumé à rattacher d'une manière générale les symptômes observés pendant la vie à une lésion siégeant dans les cordons antérieurs de la moelle, source de la motilité et de l'innervation musculaire; et cette manière de voir paraissait justifiée par l'intégrité absolue des fonctions cérébrales.

Dans l'observation suivante, où l'atrophie musculaire, après s'être lentement développée pendant plusieurs années, semble avoir préparé les voies à la démence, n'y a-t-il pas lieu de croire que les désordres se seraient propagés de la périphérie au centre du système nerveux?

M. de V..., ancien militaire, est entré à Bicêtre le 16 mars 1856.

D'après les renseignements puisés auprès de la famille, rien d'héréditaire ne caractérise la maladie mentale qui l'a conduit à Bicêtre : ses parents, l'un et l'autre sains d'esprit et bien constitués, ont succombé à des affections étrangères au système nerveux.

A dix-huit ans, le jeune homme, alors fortement constitué, et n'ayant éprouvé aucune maladie propre à l'enfance, s'est engagé comme simple soldat dans les chasseurs d'Afrique; il est resté dans ce corps jusqu'à l'âge de trente ans. Sans avoir jamais eu de fièvre intermittente ni de maladie grave, il est tombé pendant son séjour sous les drapeaux dans une mélancolie profonde, qui s'explique d'ailleurs par les inconvénients d'une position qui n'était en rapport ni avec sa naissance, ni avec son éducation. Les personnes qui l'ont connu à cette époque, tout en lui reconnaissant une intelligence supérieure à sa position, lui reprochent des travers d'esprit ou des distractions risibles, des emportements sans motifs, qui pendant son séjour à l'armée l'ont fait accuser d'excentricité par tous ses camarades.

A trente ans, il avait acquis le grade de sergent-major, lorsqu'il reçut un coup de sabre au genou gauche qui le contraignit à quitter le service; au reste les suites de cet accident se sont depuis longtemps dissipées.

Rentré dans la vie civile, il avait embrassé la profession d'ingénieur qu'il exerçait avec succès, lorsque les premiers symptômes de l'atrophie musculaire vinrent, en 1837, l'astreindre à suivre un traitement médical : une paralysie des muscles élévateurs de l'épaule et des extenseurs de la tête a été le point de départ de la maladie, qui s'est bientôt généralisée dans toute l'étendue des membres supérieurs. Des frictions ammoniacales, des cautérisations transcurrentes, un régime approprié, ont permis au malade, six mois plus tard, de reprendre ses travaux; deux ans après, il s'est marié.

La guérison était cependant loin d'être complète : la paralysie du deltoïde rendait l'élévation du bras droit impossible; le malade y suppléait par des mouvements du coude : l'affaiblissement des extenseurs laissait osciller la tête à droite et à gauche et donnait à sa démarche un caractère singulier. Cet état a persisté sans interruption jusqu'à l'aggravation des symptômes à une époque plus avancée de la maladie.

Après un long intervalle de santé, pendant lequel il a eu trois

enfants, dont le premier est mort en bas âge, le malade a vu
la paralysie musculaire reprendre son cours. Des revers de
fortune inattendus avaient changé son caractère et l'avaient
plongé dans la mélancolie ; il en était même venu à éprouver
des accès de gastralgie, lorsqu'un matin, il y a six ans, il s'a-
perçut, en voulant se raser, que l'index et le médius de la
main droite lui refusaient leur service. Surpris, il réitère le
mouvement, il examine le jeu de ses doigts, et parvient à se
convaincre qu'ils sont partiellement paralysés. A partir de cet
instant, la gêne des mouvements n'a fait que croître tous les
jours ; bientôt il lui devint difficile de tenir et diriger une
plume. Peu de temps après, on vit les mouvements du pouce
et du petit doigt subir les mêmes altérations, et depuis quatre
ans les éminences thénar et hypothénar ont entièrement disparu. Il devint nécessaire de lui fabriquer un appareil à l'aide
duquel il parvint longtemps encore à guider sa plume.

En même temps, la main gauche, d'abord intacte, a commencé à s'atrophier d'une façon semblable, et de part et d'autre les muscles de la main, ceux de l'avant-bras, qui commu-
niquent le mouvement aux doigts, se sont graduellement
effacés. Le bras n'a point participé à l'amaigrissement ; encore
aujourd'hui le biceps et le triceps paraissent bien nourris. L'a-
trophie du deltoïde, déjà ancienne, est aujourd'hui complète
des deux côtés ; enfin l'affaiblissement de la nuque, de degré
en degré, a fini par laisser retomber entièrement la tête sur la
poitrine, malgré les efforts du malade pour se roidir et dissi-
muler son infirmité aux yeux de l'administration dont il tirait
sa subsistance.

Un traitement à l'aide de la galvanisation a été commencé,
il y a cinq ans, par M. Duchenne (de Boulogne), et malgré
toute l'assiduité du médecin, il lui fut impossible d'enrayer les
progrès du mal. Depuis plusieurs mois le malade en a sus-
pendu l'usage qui lui procurait des inconvénients : à la suite
d'une séance, il éprouvait de l'agitation, des douleurs, un
malaise nerveux.

C'est vers cette époque que la perte de sa fille aînée, morte
d'une pneumonie à quatorze ans, est venu jeter le plus grand
trouble dans son esprit ; à partir de ce moment, son caractère,
toujours emporté, devient d'une violence alarmante ; son intelligence, jusque-là respectée, s'affaiblit, il perd la mémoire

et se lance dans des spéculations qui achèvent de ruiner sa fortune !

Au mois de février, M. de V... présentait un état d'aliénation mentale confirmée : à ses accès de violence, il joignait une perte absolue de la mémoire ; plus d'une fois, étant sorti, il lui est arrivé d'errer des journées entières dans Paris, n'ayant pu retrouver son domicile. Dans une pareille circonstance, il lui est arrivé de passer une nuit entière dans les champs. On se vit obligé d'aller à sa recherche, on le ramena chez lui brisé de fatigue, prêt à recommencer le lendemain. Il nourrissait des projets insensés, il éprouvait des craintes sans fondement ; ses aliments lui paraissaient empoisonnés ; sa femme et son enfant n'étaient plus à l'abri de sa colère. On n'a pas tardé à comprendre la nécessité de le transférer à Bicêtre ; il y est entré le 16 mars 1856.

État actuel (15 mars). — Le sujet étant dépouillé de ses vêtements, on voit le deltoïde, de chaque côté, complétement atrophié ; les éminences osseuses, qu'il dissimule à l'état normal, font saillie au-dessous des téguments ; le sus- et le sous-épineux ont également disparu et laissent un vide dans la fosse qu'ils sont destinés à combler. Les mouvements de l'épaule sont impossibles. Les muscles du bras (biceps, triceps, etc.) sont bien nourris ; aussi la flexion du coude se fait-elle avec facilité. L'avant-bras paraît entièrement décharné : le long supinateur, qui paraît seul avoir conservé ses dimensions normales, fait contraste par sa saillie à l'affaiblissement de tous les muscles voisins. La main présente un ensemble singulier de lésions ; d'une manière générale, on peut la comparer à celle du singe. Le pouce en effet a cessé d'être opposable : il se trouve sur la même ligne que les autres métacarpiens. Un creux prononcé existe au niveau de chaque éminence palmaire ; un vide se manifeste à la face dorsale de chacun des interstices qui séparent les métacarpiens.

Les mouvements sont entièrement abolis ; le malade ne peut ni saisir ni ramasser les objets ; il lui est également impossible de mettre ou d'ôter ses vêtements. A la nuque, les lésions sont moins prononcées : on aperçoit le bord libre du trapèze qui dessine en arrière le triangle sus-claviculaire. Le mouvement d'extension de la tête est encore possible à la rigueur. D'une manière habituelle le malade supporte le menton en s'ap=

puyant sur la main fermée ou sur les objets voisins. Il aime à se coucher horizontalement sur le dos, pour soulager la fatigue des extenseurs.

On ne trouve ailleurs aucun vestige d'une atrophie musculaire : les membres inférieurs, les extenseurs du tronc, les muscles inspirateurs, sont bien nourris et remplissent dûment leurs fonctions.

Au point de vue moral, un calme assez grand a succédé à l'agitation qui l'a conduit à l'hôpital. Quelquefois il parle avec assez de volubilité pour énoncer des idées incohérentes ; d'autres fois il devient impossible d'en tirer un mot ; il se promène lentement dans les cours en ayant l'air de chercher quelque objet à terre. La mémoire est abolie à tel point qu'il parcourt au hasard les salles de l'établissement pour retrouver la sienne, et il se couche quelquefois dans le lit du voisin, croyant occuper le sien ; sur quelques points de sa vie passée il donne encore des renseignements précis.

L'observation qui précède soulève à coup sûr une foule de problèmes intéressants à résoudre : est-ce dans l'encéphale que la lésion des cordons moteurs se serait primitivement développée ? Est-ce, au contraire, par une marche ascensionnelle, qu'elle serait partie de l'axe médullaire pour atteindre l'encéphale ? Quels sont enfin les rapports qui unissent les troubles physiques aux troubles intellectuels ? C'est à l'autopsie qu'il appartiendra, sans doute, de nous en livrer le secret.

A partir de cette époque, il est difficile de trouver, dans les travaux publiés sur la paralysie générale, quelque chose qui ait trait au sujet qui nous occupe. Dans un mémoire publié en 1872, *Ueber multiple Hirns-Sklerose* (*Archives de psychiatrie*, Berlin), le docteur Jolly, assistant à Wurtzbourg, fait allusion aux atrophies musculaires qui peuvent se rencontrer dans la paralysie générale. Il déclare que les atrophies musculaires s'observeraient assez souvent dans le cours de la paralysie générale, *soit sur un membre, soit sur plusieurs*. Ici le moindre doute n'est pas permis. Cette mention d'atrophie d'un seul membre indique surabondamment que le médecin allemand n'entend pas parler d'un simple amaigrissement cachectique, mais très-probablement d'atrophies musculaires d'origine nerveuse. Il est vrai qu'on ne trouve dans ce mémoire aucun détail anatomo-pathologique relatif à la pathogénie de cette atrophie, et que tout se réduit à peu près à la phrase ci-dessus.

Cette même année 1872, parut, dans les *Mémoires de la Société de biologie*, le travail de MM. Voisin et Hanot : on y trouve les deux observations suivantes.

OBSERVATION II

P..., âgée de trente-trois ans, entrée le 7 décembre 1871, morte le 13 janvier 1872.

Cette femme était tombée malade au mois d'août 1871. Au mois de décembre, à son entrée à l'hôpital, elle présentait les principaux signes classiques de la paralysie générale, mégalomanie, tremblement des mains et de la langue tirée hors de la bouche, ânonnement de la parole, incertitude de la marche.

L'appétit est conservé et l'embonpoint notable; aucune lésion appréciable des organes thoraciques ou abdominaux.

A la fin de décembre, la malade eut deux de ces attaques apoplectiques dites congestives.

Nous recherchions l'état de la contractilité musculaire après ces attaques lorsque, le 2 janvier 1872, nous constatâmes que cette contractilité avait sensiblement diminué dans les muscles fléchisseurs à l'avant-bras, surtout à l'avant-bras droit, et à un certain degré aussi aux muscles du mollet.

Ces mêmes masses musculaires paraissaient, au palper, plus flasques, moins pleines.

La mensuration donne les résultats suivants :
Partie moyenne du bras, à droite, 0,21 ; à gauche, 0,21.

Tiers supérieur de l'avant-bras, à droite, 0,195 ; à gauche, 0,21.

Tiers supérieur de la jambe à droite, 0,27 ; à gauche, 0,28.

La contractilité est restée aussi développée qu'à l'ordinaire aux muscles de la face, du thorax, de l'abdomen, des bras, des mains, des cuisses.

Ces mêmes muscles ne semblent point avoir subi de modification de volume et de résistance.

La malade a perdu l'appétit ; elle a beaucoup de peine à se tenir debout et reste au lit. Apyrexie.

6 *janvier*. — La malade ne se lève toujours pas, et ne prend que du potage ; la parole est beaucoup plus embarrassée qu'à l'ordinaire. Apyrexie.

Partie moyenne du bras, à droite, 0,21 ; à gauche 0,21.

Tiers supérieur de l'avant-bras, à droite, 0,185 ; à gauche, 0,195.

Tiers supérieur de la jambe, à droite, 0,265 ; à gauche, 0,275.

Même diminution de la contractilité au niveau des mêmes muscles, rien de particulier pour les autres masses musculaires. Avec le harpon de M. Duchenne, nous prenons quelques parcelles de tissu sur les muscles atrophiés ; examinées au microscope, les fibrilles présentent une altération granulo-graisseuse très-nette, et une multiplication abondante de noyaux sur le sarcolemme.

9 *janvier*. — La malade est toujours dans le même état ; elle reste au lit, ne mange presque pas et éprouve une difficulté toujours croissante à s'exprimer. Elle a vomi à plusieurs reprises. D'ailleurs, langue humide, sans enduit anormal ; nulle trace d'affection des organes thoraciques ou abdominaux.

Température axillaire 37°,6 ; pouls, 72.

Partie moyenne du bras à droite, 0,205 ; à gauche, 0,205.

Tiers supérieur de l'avant-bras, à droite, 0,180 ; à gauche, 0,185.

Tiers supérieur de la jambe, à droite, 0,255 ; à gauche 0,270.

Il n'y a pas de paralysie. La malade soulève encore ses bras et ses jambes ; mais ces mouvements s'accompagnent de légers tremblements et la malade laisse bientôt retomber ses membres sur son lit.

Il n'y a eu aucun point de modification notable de la sensibilité.

10 et 12 janvier. — La malade a encore eu plusieurs vomissements.

Pas de diarrhée.

Même état des membres, sous le rapport de la mensuration, des modifications de contractilité électrique, de la motricité et de la sensibilité.

Pas d'amaigrissement notable de la face, qui cependant est tirée, fatiguée.

Température axillaire, 37°,6. Pouls, 78.

12 janvier. — La malade est prise d'une attaque apoplecti forme qui l'enlève le lendemain.

Autopsie. — La dure-mère crânienne ne présente aucune lésion.

L'arachnoïde et la pie-mère encéphalique offrent une teinte rouge vif presque uniforme. Les circonvolutions latérales dans presque toute leur étendue et la dernière circonvolution frontale de l'hémisphère droit, sur la région supérieure et latérale de cet hémisphère, sont recouvertes d'un caillot noirâtre, étalé, infiltré dans l'épaisseur du tissu cellulaire sous-arachnoïdien et qui se détache facilement avec la membrane de la périphérie de l'hémisphère.

Pie-mère louche, épaissie, plus ou moins altérée par places, très-adhérente à la substance corticale, qui est entraînée irrégulièrement quand on enlève la membrane.

Pas d'hémorrhagie, pas de foyer de ramollissement, pas d'anévrysmes miliaires dans les différentes parties de l'encéphale.

La dure-mère rachidienne est normale en presque tous les points.

Sur la pie-mère et l'arachnoïde, légères arborisations des capillaires et des veines notablement distendues.

A la portion cervicale, au niveau de la moitié de la face

postérieure, sur une étendue d'un centimètre environ, les méninges sont louches, épaissies, confondues ensemble.

Ce même épaississement, cette même opalescence, s'observent à la région dorsale, en arrière, encore sur une étendue de 2 centimètres au niveau des racines de la cinquième et de la sixième paire intercostale.

Sur toutes les racines nerveuses, aucune altération appréciable à l'œil nu. Au microscope on ne trouve sur les tubes nerveux des racines et des nerfs correspondants, aucun corps granuleux; les cylindres de myéline sont intacts, ainsi que les gaînes de Schwan.

Un certain nombre de coupes ont été faites sur la portion cervicale de la moelle, après durcissement convenable par l'acide chromique et coloration par la teinture ammoniacale de carmin.

La substance blanche n'est que fort peu altérée, çà et là, surtout dans les cordons latéraux et postérieurs, quelques tractus conjonctifs épaissis; quelques tubes nerveux dont le diamètre est sensiblement diminué.

La névroglie de la substance grise n'est point intéressée ; il y a, par places, prolifération nucléaire à peine ébauchée.

Il n'en est plus de même pour les cellules nerveuses des cornes antérieures.

Celles-ci présentent des modifications très-accentuées, qui frappent au premier coup d'œil.

Toutes les cellules ne sont pas atteintes : dans chaque groupe, antérieur, postérieur et externe, les cellules malades paraissent irrégulièrement mélangées aux cellules saines, en proportion variable sur les coupes faites à différents niveaux.

D'une façon générale, il semble qu'il y ait environ deux cellules modifiées sur trois. Ce n'est que sur certaines de ces coupes que le nombre de cellules transformées est sensiblement plus grand sur la corne droite.

La lésion n'est pas non plus au même degré sur toutes les cellules.

Toutes celles qui ont été frappées par le travail morbide, sont comme farcies de granulations jaunâtres que ne colore pas la teinture de carmin. Certaines ne présentent d'anormal que cette pigmentation : leurs prolongements, leur noyau et leur nucléole ont la configuration ordinaire. D'autres, ont perdu tout ou partie de leurs prolongements; d'autres encore, ont pris une forme plus ou moins régulièrement sphérique. Ces dernières sont notablement atrophiées et ont perdu leur noyau et leur nucléole.

A la portion dorsale de la moelle, sur des coupes préparées par le même procédé, l'épaississement des tractus conjonctifs, au niveau des cordons latéraux et postérieurs, est moins marqué encore qu'à la région cervicale; la substance grise y est aussi notablement moins altérée.

La névroglie est sensiblement intacte; quelques cellules nerveuses seulement sont atteintes, et leur altération ne va pas au delà de la pigmentation jaunâtre.

A la région lombaire, le degré d'altération des cellules nerveuses est intermédiaire, en quelque sorte, à ce qu'on observe à la région cervicale et à la région dorsale; plus avancé d'une façon générale que dans la première, moins accusé que dans l'autre.

Sur toutes les coupes, les cellules des cornes postérieures sont à l'état sain; les vaisseaux dilatés et comme bossués par places sur leur paroi externe, çà et là, noyaux plus abondants qu'à l'état normal.

Un certain nombre de coupes ont été pratiquées sur le bulbe, nous n'y avons trouvé modifié que le noyau du nerf grand hypoglosse, où quelques cellules présentent les mêmes altérations que les cellules nerveuses des cornes antérieures de la moelle.

Les muscles de l'épitrochlée, surtout à droite, ne sont pas aussi consistants que les autres; ils s'écrasent facilement sous le doigt, et au lieu de la coloration rouge foncée ordinaire, ils offrent une teinte rouge orangé.

Au microscope, sur des faisceaux de fibres musculaires, préparées à la teinture ammoniacale de carmin, on note, sur un grand nombre de ces fibres, une altération granulo-graisseuse assez avancée du contenu de la gaîne, avec prolifération des noyaux du sarcolemme.

Cette même altération se rencontre sur les muscles de la langue.

Les autres principaux groupes musculaires ne présentent aucune modification à l'examen microscopique.

Les différentes articulations sont intactes.

Tous les organes thoraciques ou abdominaux sont sains.

OBSERVATION III

Surmoisard, âgée de vingt-cinq ans, entrée le 4 août 1871.

Dès son entrée à l'hôpital, le diagnostic *paralysie générale* s'établit de la manière la plus nette sur les signes suivants : délire des grandeurs, amnésie, tremblement de la langue et des mains, ânonnement de la parole, incertitude de la marche.

D'ailleurs pupilles égales, sens intacts, sensibilité générale conservée, pas de paralysie des sphincters, appétit développé, embonpoint notable.

Du 12 *au* 30 *octobre* 1871, la malade subit une série d'attaques, tantôt apoplectiformes, tantôt épileptiformes, d'une durée de quelques heures à un ou deux jours.

Le 9 *novembre*, nouvelle attaque apoplectique qui dure trente-six heures environ.

Après cette attaque on constate que la contractilité électrique est notablement moindre à gauche qu'à droite, au niveau de presque tous les groupes musculaires des membres, surtout aux muscles de l'épitrochlée, des éminences thénar et hypothénar et des extenseurs de la jambe.

Il y a diminution concomitante de la sensibilité à tous les modes.

Les mouvements volontaires des membres gauches sont plus rares et moins faciles que ceux des membres droits ; la malade a la plus grande peine à se tenir debout, reste au lit et se sert presque exclusivement de sa main droite.

Cependant il n'y a pas de paralysie réelle ; la malade, quand on l'y oblige, peut encore mouvoir les bras et les jambes avec un certain degré de force ; mais, encore une fois, la puissance musculaire est moindre aux membres gauches qu'aux droits ; apyrexie, appétit conservé.

Mensuration :

Tiers inférieur du bras droit, 0,026 ; du bras gauche, 0,255.

Tiers supérieur de l'avant-bras droit, 0,023 ; de l'avant-bras gauche, 0,220.

Tiers inférieur de la cuisse droite, 0,410 ; de la cuisse gauche, 0,410.

Tiers supérieur de la jambe droite, 0,335 ; de la jambe gauche, 0, 320.

15 novembre. — La jambe gauche présente sur toute son étendue une desquamation épithéliale abondante, une sorte d'ichthyose.

Même trouble de la sensibilité et de la contractilité électrique aux membres gauches.

La malade est toujours au lit, ne prend que peu de nourriture, ne se plaint d'aucune douleur.

Température axillaire, 37°,6 ; pouls, 78.

Des parcelles des muscles des membres gauches sont prises avec le harpon de M. Duchenne, et préparées, après dissociation, par la teinture ammoniacale de carmin.

Un grand nombre de fibres ont perdu leur striation et sont plus ou moins ratatinées ; sur plusieurs autres, le cylindre de musculine semble avoir complétement disparu et est remplacé par un nombre variable de [granulations graisseuses, et aussi de noyaux, qui se colorent par le carmin. Le sarcolemme, ainsi que le périmysium, est farci de noyaux de nouvelle formation.

Mensuration :

Tiers inférieur du bras droit, 0,26 ; du bras gauche, 0,250.

Tiers supérieur de l'avant-bras droit, 0,23 ; [de l'avant-bras gauche, 0,215.

Tiers inférieur de la cuisse droite, 0,41 ; de la cuisse gauche, 0,395.

Tiers supérieur de la jambe droite, 0,33 ; de la jambe gauche, 0,305.

18 novembre. — La malade se plaint de douleur dans le genou gauche qui est tuméfié, et au niveau duquel le tégument présente une légère teinte rougeâtre.

L'articulation contient une certaine quantité de liquide.

Même ichthyose de la jambe gauche.

Même état de la contractilité et de la sensibilité aux membres gauches.

La malade est toujours au lit.

Température axillaire, 38 degrés; pouls, 78. Anorexie.

21 novembre. — Le genou est resté dans le même état jusqu'au 20 novembre; maintenant la rougeur du tégument, les douleurs, sont moindres. La desquamation épithéliale de la jambe a presque complétement disparu.

Température axillaire, 38 degrés; pouls, 84.

2 janvier 1872. — La diminution de la sensibilité et de la contractilité électrique aux membres gauches est moins nette.

Le genou gauche n'est plus que très-légèrement tuméfié : épanchement de liquide insignifiant. On constate de l'empâtement au niveau de la partie inférieure du fémur, autour des condyles dont le diamètre l'emporte de 2 centimètres sur celui de la partie correspondante de la cuisse gauche.

Plus d'ichthyose à la jambe gauche.

La malade ne garde plus le lit; sa démarche présente d'ailleurs l'incertitude d'autrefois, sans qu'on puisse dire si la difficulté des mouvements des membres inférieurs a augmenté.

Température axillaire, 37°,4; pulsations, 72.

Appétit considérable comme auparavant.

Mensuration :

Tiers inférieur du bras droit, 0,260; du bras gauche, 0,250.

Tiers supérieur de l'avant-bras droit, 0,230; de l'avant-bras gauche, 0,215.

Tiers supérieur de la jambe droite, 0,325; de la jambe gauche, 0,300.

Six mois après. — L'état de la malade est resté sensiblement le même, bien qu'elle ait été frappée de plusieurs attaques *congestives.*

L'ânonnement de la parole, l'incertitude de la marche, sont plus accusés, l'hébétude plus profonde.

La malade va et vient dans la cour toute la journée.

Appétit et embonpoint conservés.

Sensibilité et contractilité électrique presque aussi développées aux membres droits qu'aux membres gauches.

On constate encore un léger empâtement au niveau des condyles fémoraux de la cuisse gauche. Articulation du genou gauche saine.

Mensuration :

Tiers inférieur du bras droit, 0,265 ; du bras gauche, 0,255,
Tiers supérieur de l'avant-bras droit, 0,230 ; de l'avant-bras gauche, 0,022.
Quart inférieur de la cuisse droite, 0,400 ; de la cuisse gauche, 0,041.
Tiers supérieur de la jambe droite, 0,330 ; de la jambe gauche, 0,315.

Un certain nombre de fibres musculaires, surtout au niveau des muscles de l'épitrochlée et des extenseurs de la jambe, à gauche, ne présentent plus de stries ; on ne trouve soit dans la gaîne, soit sur le sarcolemme, que de petites granulations graisseuses et des noyaux que colore la teinture de carmin.

J'ai appris de MM. Voisin et Hanot que la malade avait succombé en 1874.

L'atrophie musculaire avait fait de grands progrès aux membres supérieurs et inférieurs, et après l'autopsie l'examen microscopique montra les altérations profondes des cornes antérieures de la moelle, et les lésions habituelles des faisceaux musculaires.

Nous pouvons rapprocher de ces faits l'étude suivante, faite au laboratoire de l'Hôtel-Dieu, par M. Liouville sur des pièces provenant de deux malades du service du professeur Béhier.

Ce travail a été publié dans le *Progrès médical* (n° 42, octobre 1874).

OBSERVATION IV

Dans deux de ses leçons remarquables faites à l'Hôtel-Dieu, en 1873 et 1874, M. le docteur Ball, suppléant M. le professeur Béhier, a cherché à vulgariser les travaux faits en France et à l'étranger sur la *forme spinale* de la *paralysie générale des aliénés*. Il a fait ressortir tout l'intérêt des recherches importantes de MM. Magnan, Westphal, Charcot, Meynert, Voisin, et celles plus récentes de M. Lubimoff (de Moscou) qui ont, parmi tant d'autres, contribué surtout à préciser soit les symptômes, soit les lésions anatomiques de cette variété morbide. Nous avons pensé que dans ces questions encore à l'étude chacun devait fournir le résultat des faits que l'observation lui a permis de recueillir. Tel est l'objet de cette courte contribution.

Deux cas, dont l'un en particulier a été le texte d'une des conférences de M. le docteur Ball (septembre 1873), s'étant offerts à notre examen complet, nous croyons devoir en détacher les particularités suivantes, en les présentant en parallèle, pour que leur similitude apparaisse mieux, et les faisant suivre de très-courtes réflexions sur l'analogie, bien constatée dans ces cas, des processus morbides spinaux et cérébraux.

C'est au laboratoire de l'Hôtel-Dieu que nous avons eu à examiner, en 1872 et 1873, ces deux cas de paralysie générale progressive des aliénés à forme spino-cérébrale. Ils étaient observés chez des femmes, l'une âgée de trente-neuf ans, l'autre de trente-trois ans, et qui toutes deux, pendant la vie, avaient offert les symptômes les plus nets de cette affection, dans cette forme assez spéciale, forme qui, quoi qu'on en ait dit, reste encore relativement rare dans la pratique ordinaire.

Le début et la prédominance des accidents spinaux, suivis des manifestations cérébrales caractéristiques, sont relevés dans les deux faits d'une manière irrécusable, et les résultats fort probables des graves événements de l'année 1870-71 semblent avoir été les causes occasionnelles prédominantes. L'un a été observé avec M. le docteur Ball, dans la salle Saint-Antoine, de la Clinique, chez une malade âgée de trente-neuf ans, B. Montign..., qui a succombé le 25 septembre 1872;

l'autre, par nous à l'Hôtel-Dieu également, chez une femme de trente-trois ans, la nommée Marie Mac..., que nous avons suivie jusqu'à sa mort, arrivée le 21 janvier 1873.

Dans les deux cas, dont nous avons pratiqué l'autopsie, nous avons eu à rechercher les modifications méningées, cérébrales et spinales, et nous les avons toutes constatées très-complètes chez les deux malades.

A quel moment, en effet, qu'aient été pratiqués notre examen à l'œil nu et nos recherches micrographiques, les lésions méningées (extra et intra), et celles cérébrales elles-mêmes, si manifestes déjà à la simple inspection, ayant offert les types que l'on constate dans les cas déjà avancés, nous n'y insisterons point ici.

Ce sont les lésions des méninges spinales, celles de la protubérance, du bulbe et de la moelle épinière, que nous nous proposons de souligner actuellement, les observations complètes devant être publiées à part. Suivons l'ordre d'examen, et commençons par :

1° Les *méninges spinales :* or dans les deux cas la *méningite spinale* était considérable ; c'était sous les formes de poussées aiguës entées sur des modifications chroniques qu'elle se présentait.

Principalement chez la femme de trente-trois ans, l'*arachnoïde* se montrait avec des adhérences, entre ses deux feuillets; des épaississements et des productions indurées, espacées et distinctes, de couleur blanc grisâtre, ressemblant à des taches de bougie (petits fibroïdes, et non pas dépôts cartilagineux ou tubercules, comme on l'a quelquefois indiqué).

Pour la femme de trente-neuf ans (B. Montig...), il y avait également quelques produits de néoformation blanchâtres, épais, à face arachnoïdienne lisse, à parties irrégulières, grenues, tournées vers la pie-mère. Mais, dans aucun cas, ni liquide séreux, ni sang, ni pus.

2° *Aspect extérieur de la moelle épinière.* — Au premier aspect pour les deux faits, l'ensemble du cordon bulbo-médullaire montrait un état plutôt d'induration et d'atrophie que d'augmentation de volume.

3° *Racines spinales.* — Chez la femme de trente-neuf ans (B. Montig...), il existait de plus une induration atrophique et

scléreuse des racines nerveuses, à leur sortie de la moelle ;
cette lésion, assurément fort intéressante, était prononcée pour
les deux faces ; elle portait également sur les vaisseaux qui
longeaient les racines nerveuses altérées. Leurs parois étaient
épaissies, leur calibre diminué.

4° *Protubérance, bulbe, quatrième ventricule.* — Dans les deux
cas, la protubérance et le bulbe offraient des zones de sclérose,
et l'altération du plancher du quatrième ventricule atteignait
aussi dans les deux cas une très-grande intensité. Chez la
femme de trente-neuf ans (B. Montig...), on distinguait un aspect chagriné considérable ; de petites saillies de forme miliaire
disséminées semblaient surgir du bec du calamus et se ré-
pandre dans toute l'étendue et jusqu'aux angles. A l'état frais,
la substance grise à ce niveau, et surtout vers la pointe inférieure, semblait comme tuméfiée.

Chez la deuxième malade (Marie Mac..., âgée de trente-trois
ans), nous trouvons signalé l'état granulé du quatrième ventricule, allant jusqu'à la déformation de cette surface ; on y
distingue des épaississements et des inégalités rugueuses.

Les lésions micrographiques, que nous constations à l'état
frais, étaient bien en rapport avec le processus irritatif si ca-
ractérisé déjà à la simple inspection.

5° *Canal central médullaire.* — Dans les deux cas, le canal
central est atteint : chez la femme de trente-neuf ans, il y a,
par le fait de la prolifération des noyaux et des cellules une
oblitération du canal, mais de plus une augmentation dans le
calibre même ; chez la malade de trente-trois ans, la prolifération des noyaux et des cellules, si considérable, a également
amené une oblitération, mais *non* une distension du canal lui-
même.

6° *Moelle épinière.* — Les lésions spinales elles-mêmes étaient
aussi très-importantes dans les deux faits que nous avons eu à
examiner :

Chez la malade que nous eûmes l'honneur d'examiner avec
M. le docteur Ball, celle de trente-neuf ans, les différentes
coupes de la moelle montraient tout de suite la cause de l'induration et de la résistance qu'on éprouvait en faisant les examens sur des tranches horizontales à l'état frais.

Il y avait *sclérose*, surtout pour les cordons blancs ; en effet, c'est par zones qu'existe la dégénérescence spéciale, diffuse, qu'on y observe, et elle est surtout prononcée dans les cordons latéraux, vers les racines postérieures, et à la périphérie ; mais la substance grise était également désorganisée dans les parties moyennes (disparition et modification des cellules et des noyaux, zones de désintégration granuleuse) ; dans les cornes postérieures (augmentation du nombre des éléments nucléaires, altération des vaisseaux et de la névroglie).

Nous avons déjà signalé l'induration spéciale et l'aspect d'atrophie qu'offrait au premier examen le cordon médullaire, dès qu'il fut extrait de ses enveloppes.

Dans le second cas, dont j'ai fait l'examen en 1873 (la femme de trente-trois ans), l'altération de la substance grise était moins avancée ; elle se présentait avec l'apparence hypérémiée, violacée et faisant une sorte de petite hernie (*tuméfaction rouge*), à la coupe horizontale de l'état frais.

Déjà, également à l'état frais, il y avait une différence dans la substance blanche, plus ferme, et véritablement d'apparence sclérosée par places. Alors aussi on observait des points où la désorganisation granuleuse était prononcée pour la substance grise. Sur des coupes, après préparation, on voyait que c'était également la partie moyenne et surtout les cornes postérieures qui semblaient le plus touchées. Pour la substance blanche, le microscope révélait aussi une *sclérose diffuse*, très-nette ; c'était par îlots, plus ou moins réguliers, par petites zones, qu'elle se constatait également, et ses siéges de plus grande intensité étaient les cordons postérieurs (parties externes), vers les faisceaux radiculaires ; toutefois, on ne trouvait pas partout des lésions types de l'ataxie locomotrice. La diffusion se présentait plus souvent.

La périphérie, dans ce cas également, montrait aussi une altération (sclérose annulaire), mais elle n'était pas non plus absolument régulière.

Tel est le résumé des modifications bulbo-spinales que nous avons observées dans ces deux derniers faits. Ce parallèle, qu'il nous a paru utile d'établir, puisqu'au même moment à peu près nous avions pu recueillir et suivre ces deux observations, ce parallèle montre bien la similitude des lésions dans cette maladie, et l'on peut presque dire qu'elles sont absolulument les mêmes, sauf le degré d'intensité.

Le cas de la femme de trente-neuf ans (B. Montig...) était plus prononcé que celui de la femme de trente-trois ans (Marie M.) Les renseignements cliniques nous l'avaient dit ; les altérations pathologiques le confirment. Et chose notable, c'est la lésion de la substance grise qui marque surtout la différence. Cette lésion est si nette, qu'au premier examen on la remarque tout de suite : elle est au deuxième degré dans un cas ; elle est au premier dans l'autre.

Les préparations micrographiques sont d'accord avec les impressions de l'œil nu. De plus, durant la vie, l'examen de la malade nous avait déjà fait relever les manifestations de troubles trophiques très-accusés, preuve irrécusable que la lésion de l'axe gris se prononçait davantage dans ces régions spéciales.

Or nous ne les trouvons pas signalées dans l'autre cas (celui de la femme de trente-trois ans) ces excellents indices cliniques du siége des modifications de la substance grise, et quand arrive l'autopsie, nous ne voyons pas les altérations correspondantes si profondes.

Nous trouvons, toutefois, que la substance grise est malade, — mais ce n'est pas au même degré, ce n'est pas dans le même point que le cas précédent ; — ce que l'on voit n'est que la préparation, pour ainsi dire, des désordres plus profonds ; c'est une période moins avancée, c'est la phase inflammatoire aiguë, celle de la *tuméfaction hypérémique*. On peut supposer, sans s'aventurer beaucoup, que si la malade eût vécu, l'altération aurait abouti à la seconde période, à celle qui amène des symptômes utiles à retenir comme indices diagnostiques et pronostiques.

Et cependant, même à ce deuxième degré, ce n'est pas encore la destruction totale de tous les éléments de la moelle que l'on observe.

Ces troubles trophiques consistaient surtout en *eschares*, apparues d'une façon aiguë, rapide, d'abord sur un côté (fesse, talon, côté droit) ; de plus, *arthropathie* de la hanche. Bientôt la peau de l'autre côté (c. gauche) offrit des lésions analogues. On distinguait aussi des *ulcérations de la cornée*, survenues des deux côtés progressivement. Les lésions musculaires de cause trophique aussi, et observées pour les régions oculaires et trochantériennes, étaient considérables.

Visibles à l'œil nu, toutes ces modifications furent confirmées histologiquement. Nous avons communiqué les pièces pathologiques en même temps que nous faisions passer sous les yeux de nos collègues des *arthropathies* et des ulcérations analogues, observées par nous dans un cas de *paralysie* dite *infantile*, parvenu à un âge très-avancé, cas dans lequel les lésions profondes de la substance grise étaient également très-manifestes.

Si la vie n'était pas plus compromise par les désordres bulbaires, ceux de la protubérance et de l'encéphale, ces altérations évolueraient certainement assez loin dans des terrains ainsi préparés.

Mais il nous paraît superflu d'insister plus longtemps sur cette grande similitude dans les altérations spino-bulbaires observées dans les deux cas. C'est par une autre analogie que nous voudrions surtout terminer cette note.

Cette analogie, c'est celle que l'on voit s'accuser de plus en plus à mesure que les travaux s'accumulent sur ce point de l'anatomie pathologique, entre les lésions spinales et les lésions cérébrales, dans la paralysie générale progressive.

Des organes analogues dans leur texture, quelque différemment disposés qu'ils se présentent comme rapport et comme siége, quelle que soit la différence qu'offrent leurs relations avec leurs enveloppes, ces organes sont altérés d'une façon analogue, et, il faut le dire, c'est surtout dans les premières phases du travail morbide que l'on peut saisir cette analogie intéressante. Il nous suffira de rappeler la tuméfaction hypérémique, la mollesse pathologique de la substance grise spinale, altérée au premier degré, et coïncidant avec l'induration déjà manifeste partielle de la substance blanche qui l'entoure, pour retracer à la mémoire la description si parfaite des modifications des différentes couches cérébrales que les excellents observateurs déjà anciens, ces créateurs de la lésion caractéristique de la paroi générale des aliénés, ont fixée avec tant de soin et sous les aspects les plus imagés.

Seulement là les rapports sont changés : c'est l'induration qui est la plus profonde, et c'est la partie périphérique, qui, à cette période, offre ces modifications spéciales, caractérisées par l'hypérémie, la tuméfaction, le ramollissement des circonvolutions cérébrales.

Est-il besoin d'ajouter que dans nos deux cas mêmes on pouvait relever ces lésions cérébrales ?

En l'indiquant, l'analogie n'en paraîtra que plus complète encore, car la preuve en est ainsi de plus fournie par les mêmes sujets, et tirée de leur examen complet.

C'est à la clinique maintenant qu'il appartient d'utiliser, pour la valeur symptomatique des *phénomènes spinaux* observés dans cette variété morbide, les données suffisamment étudiées de l'anatomie pathologique. C'est à elle qu'il appartient d'essayer de préciser le moment où l'organe spinal se prend ou s'altère davantage, et, si elle le peut, même la partie qui subit l'atteinte morbide, comme on a tenté de le faire pour la détermination, pendant la vie, des troubles intellectuels et de leur localisation par rapport aux lésions cérébrales, déjà connues par les autopsies.

On voit, dans ce travail, que les lésions ne portaient pas seulement sur la substance blanche, mais encore sur la substance grise. Ces lésions avaient déterminé des atrophies musculaires considérables pour les régions oculaires et trochantériennes, et aussi d'autres troubles trophiques consistant en eschares de la fesse et du talon, et une arthropathie de la hanche. On sait que ce sont là des troubles trophiques qui accompagnent fréquemment l'atrophie musculaire, par altération des cornes antérieures de la moelle, quelle qu'en soit l'origine.

Nous pouvons signaler maintenant deux observations récentes publiées par le docteur T. W. Mac Dowald (*Journal of mental Science*, octobre 1872).

Nous ne pouvons mieux faire que de donner ici l'analyse de ces observations par le docteur Magnan, si compétent en pareille matière : analyse qu'on trouve dans la *Revue des sciences médicales,* de M. Hayem, t. I, 1873, p. 253.

OBSERVATION V

Dans cet article, le docteur Mac-Dowald rapporte deux cas, chez l'homme, d'atrophie musculaire progressive, occupant les membres supérieurs. Le premier malade présente pendant les huit derniers mois [de sa vie de l'excitation avec un délire ambitieux très-étendu, analogue à celui des paralytiques généraux à la première période ; il se dit roi, dieu, maître du monde, il doit épouser la reine et mille autres femmes, il partagera ses biens avec son entourage, il fait princes tous ses amis, etc.

Dans cette observation, où sont exposés les symptômes intellectuels, on n'indique pas s'il existait des troubles du côté de la langue et des pupilles. L'autopsie, d'autre part, fait défaut.

Il est regrettable que l'observation n'ait pu être complétée, et que par suite le diagnostic n'ait pu être posé d'une façon certaine. Nous pourrions rapprocher ce premier fait de deux cas, chez la femme, de paralysie générale avec atrophie musculaire progressive, qui ont été communiqués par M. Hanot à la Société de biologie, dans la séance du 2 novembre 1872. Le fait sera publié *in extenso* dans la *Gazette médicale* de 1873. L'une de ces deux paralytiques, dont l'autopsie a été faite, présentait un foyer de myélite dans les cornes antérieures au niveau du renflement cervical et du renflement lombaire ; les cellules y étaient notablement altérées, on voyait de plus, par places, sur les cordons, en dehors de la substance grise, des traces manifestes de myélite interstitielle diffuse. Cette malade offrait de l'atrophie musculaire aux avant-bras et aux jambes.

Chez le second malade du docteur Dowald, atteint de syphilis plusieurs années avant le développement de l'atrophie musculaire progressive, on voit survenir un délire mélancolique avec hallucinations et idées de persécution ; le malade refuse de manger, se figure que sa sœur veut l'empoisonner ; il veut se noyer.

Retenu à l'Asile depuis 1867, ce malade conserve le même délire, mais l'atrophie musculaire ayant fait des progrès, il est incapable de se nourrir seul, et un infirmier doit porter ses aliments à sa bouche.

Nous ajouterons que les progrès accomplis de nos jours dans l'étude de l'atrophie musculaire progressive ont fixé d'une manière assez exacte le siége de la lésion qui préside à ce trouble trophique des muscles. Mais les cornes antérieures dans les portions de moelle correspondant aux groupes musculaires affectés ne sont pas dans certains cas les seules portions atteintes; en outre des foyers de myélite limités à la substance grise, des lésions diffuses envahissent aussi les cordons de la moelle et plus particulièrement les cordons antérieurs. L'association de l'atrophie musculaire et de la paralysie générale trouve son explication dans la nature même de ces lésions, et il n'est pas douteux que de nouveaux faits ne viennent éclairer ce point intéressant des affections des centres nerveux. Quant à la relation entre la lésion de l'atrophie musculaire progressive et la cause des différents délires pouvant s'y associer, la science ne possède aucune base solide qui puisse servir de guide.

———

CHAPITRE IV

CARACTÈRES CLINIQUES DE L'ATROPHIE MUSCULAIRE
DANS LA PARALYSIE GÉNÉRALE

Les observations précédentes, qui résument tout ce qu'on sait aujourd'hui de l'atrophie musculaire dans la paralysie générale, ne permettent pas encore de tracer une histoire complète de cette atrophie musculaire secondaire et de préciser les rapports qui peuvent exister entre l'atrophie musculaire progressive et la paralysie générale. On peut cependant dès aujourd'hui formuler quelques remarques intéressantes à ce sujet.

Dans les observations précédentes, la marche des phénomènes a paru présenter deux aspects bien différents. Dans un premier ordre de faits, les accidents d'atrophie musculaire sont nettement survenus comme une complication de la paralysie générale. Dans les autres observations, au contraire, il semble que la scène morbide ait débuté par une atrophie musculaire progressive, pour se continuer ensuite en une paralysie générale. De telle sorte qu'on pourrait croire que dans ces cas, comme le fait remarquer M. Ball, la lésion frappant d'abord la substance grise de la moelle s'est propagée, à un moment donné, aux éléments similaires du cerveau. Assurément, une telle manière de voir n'a rien que de très-rationnel, mais, il faut bien le dire, elle n'est point facilement admissible. Si en effet on lit avec attention, non-seulement l'observation de M. Ball, mais aussi les observations de M. Mac-Dowald, où l'atrophie semble avoir ouvert la marche, on voit aisément qu'en même temps que cette atrophie, et même avant qu'elle eût paru, les malades avaient déjà présenté des troubles intellectuels importants. Un des malades du docteur Mac-Dowald avait été pris, comme premier symptôme, de délire des grandeurs; et, ici, malgré l'absence d'autres symptômes caractéristiques, le doute n'est point possible.

Dans l'autre observation de Mac-Dowald, les troubles intellectuels avaient aussi précédé l'atrophie musculaire, et avaient consisté surtout en idées lypémaniaques. Là encore l'hésitation n'est guère possible. On sait très-bien aujourd'hui que les troubles intellectuels ne sont pas toujours les mêmes dans la paralysie générale, et que s'ils se manifestent dans la majorité des cas par des idées de grandeur, ils consistent assez souvent en idées lypémaniaques. En un mot, à côté de la forme ordinaire de la paralysie générale, il y a la paralysie générale à forme dépressive. Le second malade de Mac-Dowald appartenait très-probablement à cette dernière variété.

On peut en dire à peu près autant du malade de M. Ball. Il est dit en effet dans l'observation qu'avant le développement de l'atrophie musculaire on avait observé des troubles mentaux assez caractéristiques : « Sans avoir jamais eu de fièvres intermittentes, ni de maladie grave, il est tombé pendant son séjour sous les drapeaux dans une mélancolie profonde, qui s'explique d'ailleurs par les inconvénients d'une position qui n'était en rapport ni avec sa naissance, ni avec son éducation. Les personnes qui l'ont connu à cette époque, tout en lui reconnaissant une intelligence supérieure à sa position, lui reprochent des travers d'esprit ou des distractions risibles, des emportements sans motifs, qui pendant son séjour à l'armée l'ont fait accuser d'excentricité par tous ses camarades. »

Il est donc permis de supposer que dans ces observations la maladie avait débuté par des lésions cérébrales, et que là encore l'atrophie musculaire a été consécutive. Sans doute on ne retrouve point tout d'abord la physionomie ordinaire de la paralysie générale, mais il n'y a là rien qui doive étonner. Rien n'est plus irrégulier, rien n'est plus variable que le début de la paralysie générale, et les observations où elle a commencé d'une manière identique avec ce que l'on observe dans ces trois cas sont loin d'être rares.

Pour ce qui est des observations de MM. Voisin, Hanot et Liouville, toute discussion est inutile : la paralysie générale a débuté, l'atrophie musculaire a suivi.

Comment peut-on expliquer dans ces cas la propagation des lésions aux cornes antérieures de la moelle ? Dans les observations de M. Liouville, il existait des lésions accusées de la substance blanche, et l'on peut admettre que ces lésions s'étaient propagées à la substance grise, comme on voit assez souvent, d'une façon générale, les scléroses latérale et postérieure se propager aux cornes antérieures. On aurait donc affaire en pareils cas à une nouvelle amyotrophie spinale deutéropathique.

Dans les observations de MM. Voisin et Hanot, les lésions de la substance blanche étaient beaucoup moins accusées, mais peut-être pourraient snffire encore à expliquer un travail de propagation ici plus rapide. D'ailleurs il ne serait pas impossible de concevoir que la subtance grise de la moelle puisse s'altérer en quelque sorte primitivement dans une affection où l'axe cérébro-spinal semble pouvoir être lésé tout entier.

Le diagnostic sera souvent facile dans le premier ordre de faits. La paralysie générale aura déjà été reconnue, et avec un examen attentif des malades on pourra le plus souvent reconnaître les symptômes de l'atrophie musculaire.

Le diagnostic sera quelquefois difficile dans le second ordre de faits ; on pourra penser n'avoir affaire qu'à une simple atrophie musculaire progressive, et laisser passer inaperçus les troubles mentaux. A ce sujet, les observations rapportées plus haut montrent qu'il faut toujours avoir soin, quand on est en face d'une atrophie musculaire progressive, d'explorer avec soin la sphère intellectuelle. On pourra alors découvrir de ce côté des symptômes qui indiquent la nature réelle de la maladie.

La marche de cette complication ne semble présenter rien de bien caractéristique ; elle ne paraît point modifier notablement la marche de la paralysie générale. Cette atrophie a eu le plus souvent une évolution lente ; cependant, dans l'observation Iʳᵉ du mémoire de MM. Voisin et Hanot, la marche, au moins à un moment donné, a été assez rapide et s'est rapprochée sensiblement de la paralysie infantile ou de la paralysie spinale de l'adulte.

Le *pronostic* de cette atrophie considérée en elle-même n'est pas absolument grave; toutefois l'atrophie musculaire peut devancer le temps où le malade reste confiné au lit, et préparer avant l'heure les complications de congestion pulmonaire, d'eschare au sacrum, etc., qui enlèvent l'individu. Il peut se faire d'ailleurs que l'atrophie musculaire, comme dans les observations de M. Liouville, s'accompagne d'autres troubles trophiques, d'eschares, par exemple, qui pourront être le point de départ des accidents de la fièvre putride.

Est-il bien nécessaire de parler du *traitement* d'une complication d'une maladie qui est au-dessus de toutes les ressources de l'art? En tout cas, on dirigerait contre cette atrophie musculaire le traitement ordinaire, et en particulier l'électricité faradique au début, galvanique à une période plus avancée.

En tout cas, ce traitement ne devrait être employé que lorsque l'atrophie musculaire se produit tout à fait au début de la maladie, et encore devra-t-on le faire avec les plus grandes précautions, ainsi qu'on peut s'en convaincre quand on lit l'observation de M. Ball.

CONCLUSIONS

L'atrophie de cause nerveuse peut figurer parmi les symptômes de la paralysie générale.

Elle est due, elle aussi, à une altération des cellules antérieures de la moelle.

Cette altération paraît être consécutive aux lésions si fréquentes de la substance blanche de la moelle décrites par Westphal (sclérose latérale) et Magnan (sclérose postérieure). C'est donc une amyotrophie spinale deutéropathique.

Elle peut survenir tout à fait au début de la maladie, ou bien encore à une période plus avancée.

La marche est généralement lente ; elle peut être parfois assez rapide.